Raphael Onuku
Ngozi Nwodo
Akachukwu Ibezim

# Reposicionamento de fármacos para encontrar inibidores da protease do VIH-1: Um estudo virtual

Raphael Onuku
Ngozi Nwodo
Akachukwu Ibezim

# Reposicionamento de fármacos para encontrar inibidores da protease do VIH-1: Um estudo virtual

## Empregar técnicas de reposição de fármacos e técnicas in silico para descobrir potenciais inibidores da protease do VIH-1

ScienciaScripts

**Imprint**



Cover image: www.ingimage.com

This book is a translation from the original published under ISBN 978-620-2-19779-3.

Publisher:
Sciencia Scripts
is a trademark of
Dodo Books Indian Ocean Ltd. and OmniScriptum S.R.L publishing group

120 High Road, East Finchley, London, N2 9ED, United Kingdom
Str. Armeneasca 28/1, office 1, Chisinau MD-2012, Republic of Moldova, Europe
Printed at: see last page
**ISBN: 978-620-8-04671-2**

# ÍNDICE DE CONTEÚDOS

## DEDICAÇÃO

Este Trabalho de Projeto é dedicado ao meu pai, que me ensinou que o melhor tipo de conhecimento a ter é aquele que é aprendido por si próprio e que os erros fazem parte do percurso da vida. É também dedicado à minha mãe, que me ensinou que até a maior das tarefas pode ser realizada se for feita um passo de cada vez, com muita paciência e que, por mais que eu tente queixar-me das minhas situações, um dia tudo irá melhorar.

## RECONHECIMENTO

Estou grato a Deus por me ter dado a força para realizar com êxito a minha experiência e por ter sustentado os meus esforços que muitas vezes oscilaram.

Gostaria de agradecer ao Chefe de Departamento - Química Farmacêutica e Medicinal e também ao meu Supervisor de Projeto, Prof. (Sra.) Ngozi Justina Nwodo, cujo apoio constante a este projeto foi muito necessário e profundamente apreciado. Gostaria também de agradecer ao Sr. Ibezim Akachukwu, que tem sido o assistente ideal do meu supervisor de projeto. Os seus conselhos sábios, as suas críticas perspicazes e o seu encorajamento paciente ajudaram de inúmeras formas os trabalhos e a redação deste projeto. Estou-lhe inefavelmente grato. Agradeço ao Pharm. Chiama pelos seus tutoriais, instalações e orientação consciençiosa.

Agradeço à Faculdade de Ciências Farmacêuticas da Universidade da Nigéria, Nsukka, por me ter dado esta oportunidade.

Reconheço também, com profundo sentido de reverência, a minha gratidão para com os meus pais, os membros da minha família e Nkemakonam Ukatu, que sempre me apoiou em todos os aspectos.

Por último, a minha gratidão a todos os meus amigos que, direta ou indiretamente, me ajudaram a concluir este projeto e aos meus colegas de projeto que me acompanharam ao longo de todo o percurso.

# CAPÍTULO 1

# INTRODUÇÃO

## 1.1 Reposicionamento de medicamentos

A abordagem tradicional da descoberta de medicamentos envolve a identificação e validação de novas entidades moleculares (NME) de novo, o que é um processo moroso e dispendioso. Apesar do enorme investimento na descoberta e desenvolvimento de medicamentos e do avanço explosivo das tecnologias biológicas/informáticas durante as últimas décadas, o número de novos medicamentos introduzidos na clínica não aumentou significativamente. Por exemplo, embora a despesa total em I&D para a descoberta de medicamentos a nível mundial tenha aumentado 10 vezes entre 1975 (4 mil milhões de dólares) e 2009 (40 mil milhões de dólares), o número de NME aprovadas manteve-se praticamente estável (26 novos medicamentos aprovados em 1976 e 27 novos medicamentos aprovados em 2013) (1). O tempo médio necessário para o desenvolvimento de medicamentos também aumentou ao longo do tempo. Estima-se que o tempo médio de desenvolvimento de medicamentos desde a descoberta até ao lançamento no mercado nos EUA e nos países da UE era de 9,7 anos durante a década de 1990, mas aumentou para 13,9 anos a partir de 2000 (2). Estes obstáculos à descoberta e ao desenvolvimento de novos medicamentos exigem abordagens alternativas, incluindo o reposicionamento de medicamentos.

O reposicionamento de medicamentos consiste na identificação de novas indicações a partir de medicamentos existentes e na aplicação dos medicamentos recém-identificados ao tratamento de doenças diferentes da doença a que se destinam. Um exemplo bem conhecido de reposicionamento de medicamentos é a utilização do sildenafil (Viagra) nas disfunções eréteis. O sildenafil é um inibidor da fosfodiesterase tipo 5 (PDE5) específica do monofosfato de guanosina cíclico (GMPc) e foi originalmente desenvolvido para o tratamento da doença arterial coronária pela Pfizer na década de 1980. O efeito secundário do sildenafil, a indução acentuada de erecções penianas, foi descoberto por acaso durante os ensaios clínicos de Fase I em doentes com hipertensão e angina de peito (3). Depois de o sildenafil ter falhado nos ensaios clínicos de Fase II para o tratamento da angina, foi redireccionado para o tratamento das disfunções erécteis. O sildenafil foi aprovado pela Food and Drug Administration (FDA) dos EUA e entrou no mercado americano em 1998, tornando-se rapidamente um êxito de bilheteira. Outro exemplo bem conhecido de reposicionamento de medicamentos é a talidomida. A talidomida foi originalmente desenvolvida como um sedativo pela empresa farmacêutica alemã Grünenthal em 1957. Tinha sido utilizada para aliviar os enjoos matinais em mulheres grávidas. Pouco tempo depois da introdução do medicamento, descobriu-se que causava graves defeitos congénitos. Mais de 10 000 crianças em 46 países nasceram com malformações dos membros e de outras extremidades do corpo devido à utilização da talidomida, e cerca de metade delas morreram poucos meses após o nascimento, o que levou à sua retirada do mercado. Nas décadas seguintes, vários grupos de investigação descobriram que a talidomida possui atividade anticancerígena. Robert D'Amato e Judah Folkman descobriram que a talidomida inibia a angiogénese em modelos animais, tendo posteriormente demonstrado um efeito terapêutico promissor no mieloma múltiplo refratário e no cancro da próstata metastático. Em 2006, a talidomida foi aprovada pela FDA dos EUA para o tratamento do mieloma múltiplo em combinação com a dexametasona (4).

### 1.1.1 *Aplicações de Reaproveitamento de Medicamentos* (5)

Visar subgrupos de comorbilidade de doenças, associar medicamentos a doentes específicos para uma medicina individualizada e identificar a utilização não autorizada de medicamentos aprovados pela FDA para doenças órfãs representam áreas de elevado potencial para a utilização do reposicionamento de medicamentos.

## I. DIRECCIONADO PARA AS COMORBILIDADES DA DOENÇA

As comorbilidades da doença são um componente-chave na definição do perfil fenómico clínico individualizado dos doentes (6). As estratégias de tratamento que têm em conta uma doença primária e as suas comorbilidades podem ter um melhor resultado em comparação com o tratamento da doença como uma manifestação clínica singular. A incorporação dos conhecimentos existentes sobre as comorbilidades de doenças específicas da população, correspondentes à idade e ao sexo, nas condutas de reorientação de medicamentos também pode ajudar a identificar melhores alvos de medicamentos e novas indicações para doenças existentes com base em módulos de fisiopatologia partilhados da doença (7).

## II. REPOSICIONAMENTO DE MEDICAMENTOS PARA DOENÇAS ÓRFÃS

As doenças raras (doenças que afectam uma em cada 1500 pessoas nos Estados Unidos) estão agora a ser catalogadas em recursos de acesso público como a Orphanet (Ver: http : //www.orpha.net/) e o Genetic and Rare Diseases Information Center (GARD) http : //www.rarediseases. info. nih. gov/gard. Prevê-se que estes números cresçam à medida que cada vez mais famílias com doenças raras possam ser perfiladas utilizando a sequenciação de nova geração para identificação da variação genética subjacente. As informações sobre as variantes e os genes associados às doenças, provenientes de estudos de sequenciação familiar ou de pequenas coortes, serão úteis para a conceção de um reposicionamento de medicamentos orientado para alvos específicos para as doenças raras (8). As investigações de reposicionamento de fármacos dirigidas a doenças órfãs têm um potencial significativo para proporcionar opções terapêuticas mais rápidas aos doentes (9).

## III. REPOSICIONAMENTO DE MEDICAMENTOS EM MEDICINA INDIVIDUALIZADA

Os métodos de reposicionamento de fármacos estão preparados para desempenhar um papel fundamental na medicina individualizada, dada a importância crescente de estratégias de tratamento preventivo e preciso adaptadas a cada indivíduo. As estratégias computacionais de reposicionamento de fármacos podem ser implementadas utilizando análises personalizadas do exoma, do genoma, do transcriptoma ou do metaboloma para obter informações mais rápidas sobre as proteínas ou as redes de doenças que podem ser alvo e as pequenas moléculas que as podem perturbar para a estratificação terapêutica (10). A integração das abordagens de reposicionamento de fármacos com as análises de variantes genéticas ou do transcriptoma existentes e as avaliações rápidas da química medicinal no contexto clínico poderiam reduzir drasticamente o tempo de transposição das terapias da bancada para a cabeceira do doente. Iniciativas como o Diálogo sobre Avaliação e Métodos de Engenharia Inversa (DREAM) (http://www.the-dream-project.org/challenges/nci-dream-drugsensitivity-prediction-challenge) também incentivam as comunidades académicas e de investigação a conceber soluções inovadoras para enfrentar os desafios no domínio da previsão da sensibilidade dos medicamentos. O Atlas do Genoma do Cancro (TCGA; http://cancergenome.nih.gov/ ) e os Projectos de Análise do Pan-Cancro (11) também fornecem uma vasta gama de perfis de cancro que podem potencialmente ser utilizados para a estratificação terapêutica personalizada.

### 1.1.2 *Impacto socioeconómico do reposicionamento de medicamentos*

O desenvolvimento de um novo medicamento desde a fase de descoberta até ao mercado exige investimentos significativos em termos de tempo (~15 anos) e de recursos (800 a mil milhões de dólares) (12). O rastreio químico, a identificação de pistas, a experimentação biológica através de estudos de validação in vitro e in vivo e ensaios clínicos multicêntricos alargados. As moléculas líderes são também rigorosamente testadas para definir os efeitos farmacológicos, a biodisponibilidade, a dosagem e a formulação óptimas e as avaliações da toxicidade potencial. Independentemente da dinâmica dos orçamentos farmacêuticos, pré-clínicos e de desenvolvimento de medicamentos, os medicamentos são frequentemente afectados por efeitos secundários conhecidos e desconhecidos que levam à retirada do medicamento (ver: http://www.fda. gov/Safety/MedWatch/ e

http://www.fda.gov/drugs/guidancecomplianceregulatoryinformation/surveillance/adversedrugeffects/ucm070093.htm). Estes aspectos influenciam o desenvolvimento do produto e os ciclos de receitas das empresas farmacêuticas, que, por sua vez, afectam o preço do medicamento. As regras de patentes dos Estados Unidos podem também limitar o retorno do investimento (ROI) das empresas farmacêuticas devido à regra das patentes de 20 anos com cinco anos adicionais de exclusividade de patentes com base na lei Hatch-Waxman ( PublicLaw98-417 ; http://www.gpo. gov/fdsys/pkg/STATUTE-98/pdf/STATUTE-98-Pg1585.pdf). Neste cenário, os doentes, os prestadores de cuidados ou os pagadores têm de partilhar o elevado custo dos medicamentos. Em contrapartida, as investigações de reposicionamento de medicamentos podem introduzir novas terapias no mercado em cerca de metade do orçamento e do tempo exigidos pelo ciclo tradicional de desenvolvimento de medicamentos (13). Isto é possível devido à disponibilidade de dados pré-existentes sobre a eficácia, a toxicidade e a dosagem, juntamente com o conhecimento biológico prévio dos compostos. Em comparação com as condutas tradicionais de descoberta de medicamentos que analisam milhares de moléculas com perfis de toxicidade conhecidos e desconhecidos, o reposicionamento de medicamentos centra-se em moléculas verificadas experimentalmente e aprovadas pela FDA ou em compostos pré-clínicos que são medicamentos já bem sucedidos ou medicamentos que são retirados devido a reacções adversas quando utilizados contra a indicação primária. Esta abordagem orientada para a reutilização e a reciclagem ajuda a reduzir o custo das linhas de investigação de medicamentos e, por conseguinte, pode ajudar a reduzir o custo para a população de doentes, permitindo-lhes ainda ter acesso a melhores terapêuticas com tempos mais curtos para a passagem das terapêuticas da investigação clínica para as intervenções terapêuticas. A concessão de novas licenças a um composto para novas indicações pode também ajudar as empresas farmacêuticas e os investigadores experimentais a alargar a exclusividade das patentes, alterando o modo de administração, a dosagem ou através de uma terapia combinada. Devido à utilização não contemplada na rotulagem, o reposicionamento de um medicamento não protegido por patente nos Estados Unidos pode não ser uma opção financeiramente lucrativa para as empresas farmacêuticas, mas pode ajudar a informar os esforços políticos noutros países no sentido de considerar estratégias de reposicionamento de medicamentos como parte do ciclo de vida da descoberta de medicamentos. Por exemplo, o reposicionamento de um medicamento barato e amplamente disponível para a malária ou a tuberculose para uma nova indicação com opções terapêuticas dispendiosas pode tornar o tratamento acessível a comunidades de doentes mais vastas e mal servidas. As patentes, as políticas e a estimativa de custos em torno do reposicionamento de medicamentos estão a evoluir em diferentes países. A adoção de orientações unificadas para proteger as indicações baseadas no reposicionamento de medicamentos e oferecer opções terapêuticas acessíveis com base nas indicações existentes num prazo mais curto poderia, em última análise, melhorar os resultados terapêuticos.

### 1.1.3 *Métodos actuais utilizados no reposicionamento de medicamentos*

É difícil satisfazer as necessidades médicas não satisfeitas através do reposicionamento bem sucedido de um grande número de medicamentos existentes ou arquivados devido ao baixo nível de conhecimento dos mecanismos elucidados pelos métodos tradicionais de reposicionamento de medicamentos. Os métodos computacionais atenuam este problema através da integração a alto nível dos conhecimentos disponíveis e da elucidação de mecanismos desconhecidos. Os métodos computacionais melhoram significativamente o processo de descoberta para identificar novas indicações para um medicamento ou novos medicamentos para uma doença. Estes métodos computacionais permitem aos investigadores examinar quase todos os candidatos a medicamentos e testar um número relativamente grande de doenças num período de tempo relativamente curto. Os métodos computacionais de reposicionamento de fármacos são classificados nos seguintes tipos (14):

### 1. Métodos de pesquisa ou de rastreio cegos

Estes métodos não incluem informações farmacêuticas ou biológicas e são menos susceptíveis de ajudar a esclarecer quaisquer mecanismos de ação dos medicamentos. A maioria destes métodos depende da identificação por acaso de testes destinados a doenças e medicamentos específicos. A vantagem destes métodos é o facto de terem uma grande flexibilidade para serem aplicados a muitos medicamentos ou doenças. Estes métodos incluem a utilização "off-label" da FDA e o rastreio fenotípico.

## 2. Métodos baseados em objectivos

Estes métodos incluem o rastreio in vitro e in vivo de alto rendimento (HTS) e/ou de alto teor (HCS) de fármacos para uma proteína ou um biomarcador de interesse. Estes métodos também envolvem o rastreio in silico de fármacos ou de compostos de bibliotecas de fármacos, como o rastreio baseado em ligandos ou a ancoragem. Estes métodos melhoram significativamente a probabilidade de descoberta de medicamentos em comparação com os métodos cegos, porque a maioria dos alvos está diretamente ligada aos mecanismos da doença. Devido à integração da informação sobre os alvos no processo de reposicionamento dos medicamentos, existe uma maior possibilidade de encontrar medicamentos úteis em comparação com os métodos cegos tradicionais. A vantagem dos métodos baseados em alvos específicos (como a acoplagem) é que estes métodos permitem aos investigadores analisar quase todos os fármacos ou compostos com informações sobre a estrutura química conhecida em poucos dias (por exemplo, o sistema SMILES (Simplified Molecular- Input Line-Entry System).

## 3. Métodos baseados no conhecimento

Estes métodos são os que aplicam abordagens de quiminformática ou bioinformática para incluir a informação disponível sobre fármacos, redes fármaco-alvo, estruturas químicas de alvos e fármacos, informação sobre ensaios clínicos (efeitos adversos), rótulos de aprovação da FDA, vias de sinalização ou metabólicas em estudos de reposicionamento de fármacos. Os métodos baseados no conhecimento incorporam informações conhecidas na previsão de mecanismos desconhecidos, tais como alvos desconhecidos para os fármacos, semelhanças desconhecidas entre fármacos e fármacos e novos biomarcadores para as doenças, ao passo que o conteúdo informativo dos métodos cegos e baseados nos alvos é fraco e não pode ser utilizado para identificar novos mecanismos para além dos alvos conhecidos. A vantagem dos métodos baseados no conhecimento é o facto de incluírem uma grande quantidade de informação conhecida no processo de reposicionamento de fármacos para melhorar a sua precisão de previsão. Estes métodos foram aplicados para reposicionar medicamentos conhecidos na hematologia e oncologia pediátrica. A THOMSON REUTERS utilizou esta estratégia para efetuar o reposicionamento de medicamentos com base nos seus vastos volumes de conhecimentos prévios acumulados.

## 4. Métodos baseados em assinaturas

Estes métodos utilizam assinaturas genéticas derivadas de dados ómicos de doenças com ou sem tratamentos para descobrir alvos desconhecidos ou mecanismos de doença desconhecidos. As assinaturas genéticas podem ser utilizadas para descobrir mecanismos desconhecidos, uma vez que o avanço das técnicas de microarray e de sequenciação da próxima geração aceleram a geração de grandes volumes de dados genómicos pertinentes para estudos de posicionamento de medicamentos. As bases de dados disponíveis publicamente para avaliar os dados genómicos são o SRA Sequence Read Archive (http://www.ncbi.nlm.nih. gov/Traces/sra/), o NCBI- GEO (http://www.ncbi.nlm.nih.gov/geo/), o CMAP Connectivity Map e a CCLE Cancer Cell Line Encyclopaedia. A vantagem dos métodos baseados em assinaturas é que são úteis para identificar mecanismos de ação desconhecidos de moléculas e fármacos. Os métodos baseados em assinaturas envolvem mais mecanismos a nível molecular, como a utilização de abordagens computacionais para alterar significativamente os genes, em comparação com os métodos baseados no conhecimento.

## 5. Métodos baseados em vias ou redes

Estes métodos utilizam dados ómicos de doenças, redes de interação de proteínas e vias de sinalização ou metabólicas disponíveis, para reconstruir vias específicas de doenças que fornecem os alvos principais para medicamentos reposicionados. A vantagem destes métodos é que são úteis para reduzir as redes de sinalização gerais de muitas proteínas a uma rede específica com poucas proteínas (ou alvos). Os métodos baseados no conhecimento e nas assinaturas não podem abordar estes resultados de reposicionamento porque os mecanismos de sinalização dos subtipos são difíceis de esclarecer a partir das vias existentes do cancro da mama ou das assinaturas dos genes.

## 6. Métodos baseados em mecanismos específicos

Estes métodos integram dados ómicos de tratamento, redes de interação de proteínas e informações disponíveis sobre as vias de sinalização para delinear os mecanismos de ação desconhecidos dos medicamentos. A era da medicina de precisão motiva estes estudos de reposicionamento de fármacos. Por exemplo, no caso da resistência aos medicamentos na terapia do cancro, embora os doentes respondam bem a um medicamento inicialmente, adquirem frequentemente resistência a esse medicamento após alguns meses de tratamento. Assim, para que o tratamento medicamentoso seja bem sucedido, é necessária informação adicional sobre os mecanismos de ação dos fármacos para encontrar melhores alvos. A utilização de abordagens de biologia de sistemas é prometedora para responder a este desafio. A vantagem destes métodos é que os seus objectivos são descobrir os mecanismos relacionados com doenças ou medicamentos, bem como identificar os que estão diretamente relacionados com o tratamento de doenças específicas com medicamentos. São poucos os estudos sobre estes métodos que desenvolveram modelos computacionais elegantes para prever os efeitos dos fármacos e as vias específicas relacionadas, devido às dificuldades em obter modelos computacionais eficazes.

### 1.1.4 *Questões e desafios envolvidos no reposicionamento de medicamentos*

Em teoria, é possível que uma substância química seja ativa em múltiplas indicações terapêuticas. No entanto, na prática, vários obstáculos podem prejudicar o desenvolvimento de uma potencial nova utilização. O primeiro fator a ter em conta é a casualidade. A biologia é complexa e caprichosa, como é o caso de doenças como os cancros ou as demências (15), citado por (16).

Um medicamento raramente mantém a sua indicação original (17), tal como referido em (16); é reorientado ao longo dos anos, quando ficam disponíveis mais dados e a sua farmacologia *in vivo* é melhor compreendida. As histórias célebres de reorientação e descoberta devem-se, na sua maioria, ao acaso e a resultados inesperados (por exemplo, o Viagra, como se verá), pelo que pode ser difícil prever quaisquer oportunidades relevantes.

Outros desafios provêm do aspeto empresarial e jurídico da descoberta de medicamentos. De facto, para ser comercialmente válida, uma molécula precisa de muito mais do que apenas apresentar caraterísticas farmacológicas poderosas. Se as propriedades intelectuais em torno da molécula tiverem expirado ou estiverem prestes a expirar, pode não haver incentivo para continuar a investigação numa indicação alternativa, uma vez que não se obteria qualquer lucro com isso. A reindicação de um medicamento também não faz parte dos procedimentos regulamentares normais, pelo que podem surgir problemas administrativos que atrasem ou impeçam a nova utilização do composto. Além disso, poderão surgir alguns problemas de segurança desnecessários quando o medicamento for testado para a nova indicação. De facto, o reposicionamento seria potencialmente dirigido a um grupo diferente de doentes, com condições fisiológicas diferentes, e não é de excluir que possa ocorrer um acontecimento adverso imprevisto durante os ensaios com a nova população, comprometendo assim a indicação original. A dosagem em que o medicamento é administrado também pode ser um obstáculo potencial; a molécula ainda tem de preservar uma boa eficácia e mostrar alguma atividade a baixa concentração. Dependendo da parte anatómica do corpo visada, a formulação também deve ser reconsiderada em termos de eficácia. Estes factores podem alterar o perfil farmacocinético do medicamento e comprometer a segurança do doente.

Em conclusão, as oportunidades moleculares para o reposicionamento de medicamentos são contrastadas por desafios práticos. Mesmo que se verifique que um composto é ativo e seguro para uma nova indicação, devem ser considerados factores adicionais, como questões jurídicas e de propriedade intelectual, para que a molécula seja introduzida no mercado com êxito (16).

### 1.1.5 *Medicamentos reposicionados e potenciais candidatos sob investigação*

A talidomida era utilizada em mulheres grávidas para prevenir os enjoos matinais. Mas foi retirada após a notificação de casos de focomelia em bebés recém-nascidos. Foi novamente reposicionada para o tratamento do eritema nodoso leproso e do mieloma múltiplo. O minoxidil é um ativador dos canais de potássio, que foi aprovado para o tratamento da hipertensão. Foi novamente reposicionado em 1998 pela USFDA para o tratamento da calvície de padrão masculino, com base na constatação de que promove o crescimento do pelo facial. O sildenafil é um inibidor da fosfodiesterase 5; foi inicialmente utilizado para o tratamento da angina. Mas os resultados dos ensaios de fase I mostraram que produzia ereção peniana nos indivíduos. Por isso, foi mudado para o tratamento da disfunção erétil. O raloxifeno é um modulador seletivo dos receptores de estrogénio. Foi aprovado pela USFDA para o tratamento da osteoporose após ensaios iniciais para o cancro da mama. Nos quadros 1 e 2 são apresentados mais exemplos de medicamentos reposicionados (18):

*Tabela 1: Lista de medicamentos reposicionados com sucesso*

| *DROGA* | *ORIGINAL INDICAÇÃO* | *NOVA INDICAÇÃO* |
|---|---|---|
| *Amantadina* | Gripe | Doença de Parkinson |
| *Anfotericina* | Antifúngico | Leishmaniose |
| *Aspirina* | Inflamação, dor | Antiplaquetários |
| *Bromocriptina* | Doença de Parkinson | Diabetes mellitus |
| *Bupropiona* | Depressão | Cessação do tabagismo |
| *Colchicina* | Gota | Pericardite recorrente |
| *Finasterida* | Hiperplasia benigna da próstata | Calvície de padrão masculino |
| *Gabapentina* | Epilepsia | Dor neuropática |
| *Metotrexato* | Cancro | Psoríase, artrite reumatoide |
| *Minoxidil* | Hipertensão | Calvície de padrão masculino |
| *Propranolol* | Hipertensão | Profilaxia da enxaqueca |
| *Sildenafil* | Angina | Disfunção erétil, hipertensão pulmonar |

| | | |
|---|---|---|
| *Talidomida* | Enjoos matinais | Eritema nodoso leproso |
| *Zidovudina* | Cancro | VIH/SIDA |
| *Miltefosina* | Cancro | Leishmaniose visceral |

*Quadro 2: Potenciais candidatos a medicamentos para reposicionamento*

| Droga | Indicação original | Utilização potencial |
|---|---|---|
| Bimatoprost | Glaucoma | Favorecer o crescimento das pestanas |
| Ceftriaxona | Antibacteriano | Esclerose lateral amiotrófica |
| Clofazimina | Lepra | Tuberculose |
| Colesevelam | Hiperlipidemia | DM tipo 2 |
| Dapsona | Lepra | Malária |
| Dissulfiram | Alcoolismo | Melanoma |
| Naproxeno | Inflamação, dor | Doença de Alzheimer |
| Nortriptilina | Depressão | Dor neuropática |
| Estatinas | Hiperlipidemia | Doenças inflamatórias e auto-imunes |
| Zileuton | Asma | Acne |
| Minociclina | Antibacteriano | Esclerose lateral amiotrófica |

## 1.2 **Técnicas *in silico***

Os métodos *in silico* podem ajudar a identificar os alvos dos medicamentos através de ferramentas de bioinformática. Podem também ser utilizados para analisar as estruturas dos alvos em busca de possíveis sítios de ligação/activos, gerar moléculas candidatas, verificar a sua semelhança com os fármacos, acoplar estas moléculas ao alvo, classificá-las de acordo com as suas afinidades de ligação e otimizar ainda mais as moléculas para melhorar as caraterísticas de ligação.

A utilização de computadores e de métodos computacionais permeia atualmente todos os aspectos da descoberta de medicamentos e constitui o núcleo da conceção de medicamentos baseada na estrutura. A computação de alto desempenho, o software de gestão de dados e a Internet estão a facilitar o acesso à enorme quantidade de dados gerados e a transformar os dados biológicos complexos e maciços em conhecimentos viáveis no processo moderno de descoberta de medicamentos. A utilização de técnicas experimentais e informáticas complementares aumenta as hipóteses de sucesso em muitas fases do processo de descoberta, desde a identificação de novos alvos e a elucidação das suas funções até à descoberta e desenvolvimento de compostos com as propriedades desejadas. As ferramentas computacionais têm a vantagem de permitir a obtenção de novos candidatos a medicamentos mais rapidamente e a um custo mais baixo. Os principais papéis da computação na descoberta de medicamentos são: (1) rastreio virtual e conceção de novo, (2) previsão in silico de ADME/T e (3) métodos avançados para determinar a ligação proteína-ligando.

Porque é que a conceção de medicamentos *in silico* é importante? À medida que as estruturas de cada vez mais alvos proteicos se tornam disponíveis através de métodos de cristalografia, RMN e bioinformática, há uma procura crescente de ferramentas computacionais que possam identificar e analisar sítios activos e sugerir potenciais moléculas de fármacos que se liguem especificamente a esses sítios. Além disso, para combater doenças potencialmente mortais como a SIDA, a tuberculose, a malária, etc., é essencial um impulso global. Milhões para o Viagra e cêntimos para as doenças dos pobres é a situação atual do investimento em I&D no sector farmacêutico. O tempo e os custos necessários para a conceção de um novo medicamento são imensos e inaceitáveis. De acordo com algumas estimativas, o desenvolvimento de um novo medicamento custa cerca de 880 milhões de dólares e 15 anos de investigação antes de ser introduzido no mercado. A intervenção dos computadores em algumas etapas plausíveis é imperativa para reduzir os custos e o tempo necessários no processo de descoberta de medicamentos (19).

### 1.2.1 *Métodos utilizados na conceção in silico de medicamentos*

Existem muitos métodos importantes na investigação da conceção de fármacos in silico que são abordados a seguir.

#### Modelação de homologia

A modelação por homologia, também conhecida como modelação comparativa de proteínas, é um método que permite gerar um modelo desconhecido de resolução atómica da proteína "alvo" a partir da sua sequência de aminoácidos e de uma estrutura tridimensional (3D) experimental de uma proteína homóloga relacionada (o "modelo"). A modelação por homologia envolve o reconhecimento de uma ou mais estruturas proteicas identificadas que provavelmente apresentam semelhanças com a estrutura da sequência de consulta, e a realização de um alinhamento que mapeia os resíduos da sequência de consulta com os resíduos da sequência modelo. Foi referido que as estruturas das proteínas são mais conservadas do que as sequências de proteínas entre homólogos, mas as sequências têm menos de 20% de identidade de sequência e podem ter estruturas muito diferentes (20). As proteínas que estão relacionadas com a evolução têm sequências semelhantes e as proteínas homólogas que ocorrem naturalmente têm uma estrutura proteica semelhante. Foi revelado através da investigação que a estrutura tridimensional das proteínas evolutivamente é mais conservada do que o esperado devido à conservação da sequência para gerar um modelo estrutural do alvo utilizando o alinhamento da sequência e a estrutura modelo (21). Uma vez que as estruturas das proteínas são mais conservadas do que as sequências de ADN, os níveis detectáveis de semelhança das sequências implicam geralmente uma semelhança estrutural substancial. São utilizadas ferramentas de software de bioinformática para gerar a estrutura 3D do alvo com base nas estruturas 3D conhecidas dos modelos. O Modeller é uma ferramenta popular na modelação por homologia, e o repositório de modelos SWISS é uma base de dados de estruturas proteicas criadas com modelação por homologia.

## Docagem molecular (redes de interação)

No domínio da modelação molecular, a ligação molecular é uma técnica que prevê a orientação favorecida de uma molécula em relação a uma segunda, quando ligadas entre si para formar um complexo estável (22). A ligação molecular denota a ligação do ligando ao seu recetor ou proteína-alvo. A docagem molecular é utilizada para reconhecer e otimizar os candidatos a medicamentos, examinando e modelando as interações moleculares entre o ligando e as macromoléculas alvo. A docagem molecular é utilizada para gerar múltiplas conformações e orientações do ligando, sendo selecionadas as mais adequadas.

Existem várias ferramentas de acoplamento molecular disponíveis, incluindo ArgusDock, DOCK, FRED, eHITS, AutoDock e FTDock. A modelação molecular envolve métodos de pontuação que são utilizados para classificar a afinidade dos ligandos para se ligarem ao sítio ativo de um recetor. No rastreio virtual de elevado rendimento, os compostos são acoplados ao sítio ativo e depois classificados para determinar qual deles tem maior probabilidade de se ligar firmemente à macromolécula alvo.

## Rastreio virtual de alto rendimento

O rastreio virtual é uma técnica computacional em que grandes bibliotecas de compostos são avaliadas quanto ao seu potencial para se ligarem a sítios específicos em moléculas-alvo, como as proteínas, e em que são testados compostos bem adaptados. A investigação no processo de descoberta de fármacos envolve o rastreio virtual (VS), que é um método computacional utilizado para a exploração rápida de grandes bibliotecas de estruturas químicas, a fim de identificar as estruturas com maior probabilidade de se ligarem a um fármaco alvo, normalmente um recetor proteico ou uma enzima (23). O rastreio virtual desempenha um papel vital no processo de descoberta de medicamentos. O termo "rastreio virtual" é relativamente novo em comparação com o conceito mais geral e antigo de pesquisa em bases de dados. Walters, et al. definem o rastreio virtual como "a avaliação automática de bibliotecas muito grandes de compostos" utilizando um programa informático. A partir da definição anterior, torna-se claro que a SV tem sido um jogo de números em grande escala e está a centrar-se na procura de respostas a perguntas como: como podemos filtrar o enorme espaço químico de mais de 10 compostos possíveis para um número praticável que possa ser sintetizado, comprado e testado? Embora a filtragem de todo o universo químico possa ser uma questão interessante, os cenários de SV mais práticos centram-se na conceção e otimização de bibliotecas combinatórias específicas e no enriquecimento de bibliotecas de compostos disponíveis a partir de repositórios de compostos internos ou de ofertas de fornecedores. É menos dispendioso do que o High-Throughput Screening, mais rápido do que o screening convencional e permite analisar muitos fármacos potenciais como moléculas em muito pouco tempo. O HTS em si é uma abordagem de tentativa e erro, mas pode ser melhor complementado pelo rastreio virtual (24).

## Relação quantitativa estrutura-atividade (QSAR)

Os métodos de relações quantitativas estrutura-atividade (QSAR) são utilizados para mostrar uma relação entre descritores estruturais e/ou de propriedades dos compostos e as suas actividades biológicas. Estes descritores, que explicam as propriedades estéricas, topológicas, electrónicas e hidrofóbicas de numerosas moléculas, foram determinados através de métodos empíricos e só mais recentemente através de métodos computacionais (25).

## Relação quantitativa estrutura-atividade do holograma (HQSAR)

No Holograma QSAR, um procedimento QSAR distinto, não há necessidade de informação 3D exacta sobre os ligandos. Neste método, a molécula é dividida numa impressão digital molecular que codifica a frequência de ocorrência de vários tipos de fragmentos moleculares. Simplesmente, o comprimento mínimo e máximo dos fragmentos depende do tamanho do fragmento a ser incluído na impressão digital do holograma. Os hologramas moleculares são causados por uma geração de fragmentos lineares e ramificados, com tamanhos que variam de 4 a 7 átomos (26).

## Análise molecular comparativa de campo (CoMFA)

A análise comparativa do campo molecular (CoMFA) é uma nova técnica construtiva para explicar a relação estrutura-atividade. É um método QSAR 3D bem conhecido e os trabalhos sobre a CoMFA começaram na década de 70. Fornece valores de ClogP, o que significa que os ligandos são repelentes ao solvente e explica os valores estéricos e electrostáticos dos ligandos (27).

## Análise comparativa dos índices de similaridade molecular (CoMSIA)

A Análise Comparativa de Índices de Similaridade Molecular (CoMSIA) é reconhecida como uma das novas abordagens QSAR 3D. É geralmente utilizada no processo de descoberta de medicamentos para localizar as caraterísticas comuns, essenciais para a ligação adequada ao recetor biológico. Este método trata das caraterísticas estéricas e electrostáticas, dos aceitadores de ligações de hidrogénio, dos dadores de ligações de hidrogénio e dos campos hidrofóbicos (28).

## Mapeamento de farmacóforos 3D

A pesquisa do farmacóforo 3D é um método imperativo, vigoroso e simples para reconhecer rapidamente os compostos líderes ao lado de um alvo preferido. Convencionalmente, um farmacóforo é definido como a disposição 3D específica de grupos funcionais numa estrutura molecular que são indispensáveis para se ligarem a um local ativo de uma enzima ou se ligarem a uma macromolécula. É essencialmente o primeiro passo para descrever um farmacóforo, a fim de compreender a interação de um ligando com um recetor. Uma vez reconhecido um farmacóforo, o químico medicinal utiliza as ferramentas de pesquisa da base de dados 3D para encontrar novos compostos que sejam adequados ao modelo do farmacóforo. O processo moderno de conceção de fármacos tem sido utilizado para fazer dele uma das ferramentas computacionais mais bem sucedidas, porque os algoritmos de pesquisa têm feito progressos ao longo dos anos para identificar e otimizar eficazmente as bibliotecas combinatórias de foco de chumbo e ajudar no rastreio virtual de alto rendimento (29). Foram introduzidas muitas melhorias na visão computacional e na aplicação de farmacóforos na descoberta de medicamentos, na pesquisa em bases de dados e em bibliotecas de compostos. Por exemplo, para fazer uma partição efectiva de uma biblioteca num conjunto experimental de farmacóforos, surgiu o conjunto hierárquico de cálculos de filtragem que pode ser utilizado. Esta filtragem sequencial permite o manuseamento eficaz de vastas bibliotecas, bem como o exame pormenorizado dos compostos revelados como sucessos. Além disso, técnicas novas e prolongadas de análise QSAR avançaram para transformar detalhes farmacóforos em modelos QSAR que, por sua vez, podem ser utilizados como rastreios virtuais de alto rendimento para a caraterização da atividade de uma biblioteca. Além disso, uma aplicação eficaz do método de impressão digital foi anteriormente utilizada para criar 10 549 farmacóforos de três pontos, enumerando numerosos intervalos de distância e caraterísticas farmacofóricas. Consequentemente, a impressão digital envolveu mínimos quadrados parciais como descritor de um modelo QSAR. Foi apresentada uma ideia geral adicional de farmacóforo descritor, que utiliza uma seleção variável QSAR como uma divisão de descritores moleculares que proporcionam a relação estrutura-atividade máxima estatisticamente importante. Estas abordagens incluem os mínimos quadrados parciais e os K-vizinhos mais próximos. Assim, as pesquisas de semelhança química que envolvem descritores farmacóforos produzem uma extração de recursos de bases de dados químicas ou bibliotecas virtuais para encontrar compostos com atividades biológicas previstas (30).

## Análise de microarray

A análise de microarranjos é uma nova técnica, conhecida como tecnologia de ADN, que desempenha um papel muito significativo no avanço da biotecnologia. Trata-se basicamente de conjuntos de moléculas de ADN de sequência conhecida, dispostos de forma correta. Na sua maioria, são rectangulares e podem ser constituídos por centenas de milhares de conjuntos. Cada elemento é conduzido para a matriz numa posição demarcada com precisão no substrato. A identidade da molécula de ADN associada a cada elemento não se altera. Os cientistas utilizam esta informação para conhecer os resultados das suas experiências. O estudo de microarray ajuda os cientistas a perceber imediatamente numerosos genes numa pequena amostra e a efetuar a análise da expressão desses genes. Esta segurança é dada para facilitar às empresas biotecnológicas e farmacêuticas a identificação de moléculas-alvo. A análise de microarray pode ajudar as empresas médicas a participar na seleção dos candidatos mais adequados em ensaios clínicos de novos medicamentos. Este desenvolvimento tem um potencial como tecnologia futura para ajudar os peritos médicos na seleção dos medicamentos mais eficazes, ou para ajudar os que têm menos efeitos secundários para os pacientes individuais. Tem amplas aplicações em muitos domínios, tais como estudos de animais transgénicos, microarrays de tecidos cancerígenos e outras doenças, tecidos e células normais durante o desenvolvimento. Esta abordagem pode ser utilizada para desenvolver medicamentos novos e potentes (31).

## Análise conformacional

A análise conformacional trata de moléculas deformáveis e das suas configurações de energia mínima através de vários métodos de cálculo e as redes de interação envolvem a comparação de um local recetor molecular de outra molécula e o cálculo da conformação 3-D energeticamente mais satisfatória (32).

## Simulação de Monte Carlo

Os princípios da mecânica estatística estão envolvidos na simulação de Monte Carlo, que produz conformações diferentes e adequadas de um sistema através de simulação computorizada para permitir que as propriedades termodinâmicas, estruturais e numéricas preferidas sejam calculadas como uma média ponderada dessas propriedades nessas conformações. Uma apresentação valiosa juntou a amostragem de Monte Carlo com temperaturas flexíveis (recozimento simulado) para melhorar a fixação de ligandos em sítios activos (33).

## Simulação de dinâmica molecular (MD)

A dinâmica molecular é um procedimento eficaz e depende da simulação do movimento molecular, resolvendo as equações de movimento de Newton para cada átomo e aumentando a velocidade e a posição de cada átomo através de um pequeno aumento da duração do tempo. As simulações MD caracterizam métodos alternativos de amostragem do espaço de configuração, com base na regra acima mencionada. Isto é partilhado com temperaturas "razoáveis" (algumas centenas ou milhares de graus), o que significa que apenas a área local em torno do ponto amostrado, e apenas barreiras relativamente pequenas (algumas dezenas de kJ/mol) são ultrapassadas. A geração pode ser diferente (local), o mínimo pode ser conseguido através da seleção da configuração de tempos adequados durante a simulação e, assim, minimizar estas estruturas. Os métodos MD utilizam a dinâmica inerente do sistema para procurar modos de deformação de baixa energia e podem ser utilizados para a amostragem do espaço conformacional de um grande sistema confinado.

### 1.2.2 *Princípios de atracagem* (34)

Se a estrutura do alvo tiver sido resolvida em alta resolução com raios X ou RMN e o modelo molecular do local de ligação for suficientemente preciso, o melhor ponto de partida possível numa conceção de medicamentos baseada na estrutura é a aplicação de algoritmos de acoplamento. A acoplagem molecular é uma técnica de simulação molecular amplamente utilizada para investigar a interação entre o ligando e o alvo. O processo de docking é a simulação virtual da interação energética entre o ligando e o alvo, incluindo a previsão da melhor conformação e orientação do ligando no local de ligação (35).

O docking é um método que prevê a orientação preferida de uma pequena molécula ligada a um alvo, formando um complexo estável. Consiste em várias etapas. O processo começa com a aplicação de algoritmos de docking que colocam pequenas moléculas no local ativo do alvo. Os algoritmos são complementados por funções de pontuação que são concebidas para prever a atividade biológica através da avaliação das interações entre os compostos e os potenciais alvos. As primeiras funções de pontuação avaliam os ajustes dos compostos com base em cálculos de forma aproximada e complementaridades electrostáticas. Os conformadores pré-selecionados são frequentemente avaliados com esquemas de pontuação mais complexos, com um tratamento mais pormenorizado das interações electrostáticas e de Vander Waals e a inclusão de, pelo menos, alguns efeitos de solvatação ou entropia (36).

Assim, os programas de acoplamento têm principalmente três objectivos. Em primeiro lugar, os programas de acoplamento servem para identificar potenciais ligandos a partir de uma biblioteca de compostos químicos. Em segundo lugar, podem prever o modo de ligação de potenciais ligandos ou ligandos conhecidos. Finalmente, utilizando a pose de ligação prevista, estes programas calculam afinidades de ligação putativas utilizadas como pontuação para identificar os compostos com maior probabilidade de se ligarem ao fármaco alvo.

Os programas de docking demonstraram ser bem sucedidos no rastreio de grandes bibliotecas químicas, reduzindo-as a um subconjunto mais manejável que é enriquecido por ligantes. Nos casos de interações verdadeiras, a pose do ligando prevista está frequentemente bem correlacionada com os complexos proteína-ligando resolvidos experimentalmente. Embora os métodos baseados na estrutura tenham conduzido à identificação de novos fármacos, a previsão da posição de ligação é considerada um dos seus pontos fortes (37). Uma vez que a docagem molecular desempenha um papel central na previsão das interações proteína-ligando, tem sido amplamente utilizada para a descoberta de fármacos e a otimização de pistas.

### 1.2.3 *Princípios de pontuação*

As funções de pontuação são modelos matemáticos para estimar a afinidade de ligação entre um ligando e a proteína alvo. Ajudam a prever o ligando com a melhor afinidade de ligação. As funções de pontuação são amplamente classificadas em dois (2) tipos diferentes: os métodos baseados no conhecimento e os métodos de componentes energéticos (38). A função de pontuação baseada no conhecimento utiliza as estatísticas das frequências de contacto interatómico observadas numa grande base de dados da estrutura cristalina de complexos proteína-ligando. As interações moleculares próximas da frequência máxima de interações na base de dados terão uma afinidade de ligação elevada, enquanto uma interação molecular com uma frequência de interação baixa na base de dados terá uma afinidade de ligação baixa. Em contrapartida, o método de pontuação do componente energético baseia-se no pressuposto matemático de que a alteração da energia livre após a ligação de um ligando a um alvo proteico ($DG_{bind}$) é a soma da energia livre para a interação ligando-proteína, interação ligando-proteína e solvente, alterações conformacionais no ligando e na proteína e o movimento no ligando e no alvo proteico durante a formação do complexo (38).

$$DG_{bind} = DG_{int} + DG_{sol} + DG_{conf} + DG_{motion}.$$

É de salientar que os termos individuais estão altamente relacionados entre si e podem afetar a energia de ligação de mais do que uma forma. Factores como a ligação de hidrogénio, a flexibilidade dos ligandos e o emparelhamento de iões também podem afetar a afinidade de ligação de um complexo ligando-proteína.

## 1.3 **Infeção pelo vírus da imunodeficiência humana (VIH)**

O VIH é um membro da família dos retrovírus e pode causar SIDA (síndrome da imunodeficiência adquirida). O VIH é transmitido através de fluidos corporais, como o sangue, o sémen, o líquido vaginal e o leite materno. O Programa Conjunto das Nações Unidas sobre o VIH/SIDA (ONUSIDA) estimou em 39 milhões o número de pessoas que vivem com SIDA em 2005 (ONUSIDA). Estão a ser envidados enormes esforços para combater esta doença sexualmente transmissível. Foram identificados vários alvos com grande potencial terapêutico, incluindo a α-glucosidase humana, a transcriptase reversa (RT) do VIH-1, a integrase (IN) do VIH e a protease (PR) do VIH.

São conhecidos dois tipos diferentes de VIH, o VIH-1 e o VIH-2, que apresentam apenas uma homologia de sequência inferior a 50%. O VIH-1 é o vírus que foi inicialmente descoberto e é a causa da maioria das infecções por VIH a nível mundial. O VIH-2 é menos transmissível e está sobretudo confinado à África Ocidental (39). Por conseguinte, a maioria das abordagens de conceção de medicamentos concentra-se no VIH-1.

### 1.3.1 *O ciclo de vida do VIH*

O VIH pertence à classe dos vírus chamados retrovírus, que transportam informação genética sob a forma de ARN. O VIH infecta as células T que transportam o antigénio

CD4 na sua superfície. A infeção do vírus requer a fusão das membranas viral e celular, um processo que é mediado pela glicoproteína do envelope viral (gp120, gp41) e pelos receptores (CD4 e co-receptores, como o CCR5 ou o CXCR4) na célula alvo. Quando o vírus entra numa célula, o seu ARN é transcrito de forma reversa em ADN por uma enzima codificada pelo vírus, a transcriptase reversa (RT). O ADN viral entra no núcleo da célula, onde é integrado no material genético da célula por uma segunda enzima codificada pelo vírus, a integrase.

A ativação da célula hospedeira resulta na transcrição do ADN viral em ARN mensageiro, que é depois traduzido em proteínas virais. A protease do VIH, a terceira enzima codificada pelo vírus, é necessária nesta fase para clivar um precursor de poliproteína viral em proteínas maduras individuais. O ARN viral e as proteínas virais juntam-se à superfície da célula em novos viriões, que depois se desprendem da célula e são libertados para infetar outra célula. Os extensos danos causados às células, desde a destruição do sistema genético do hospedeiro até à formação e libertação dos viriões, conduzem à morte das células infectadas.

### 1.3.2 *Protease do VIH*

### I. Protease do VIH: um alvo lógico para a terapia da SIDA

A menos que o ciclo de vida do VIH seja interrompido por um tratamento específico, a infeção pelo vírus espalha-se rapidamente pelo corpo, o que resulta na debilidade e destruição do sistema imunitário do organismo. Da análise do ciclo de vida do VIH, pode concluir-se que existem várias etapas que podem ser interferidas, interrompendo assim a replicação do vírus. Por exemplo, existem vários medicamentos disponíveis no mercado que inibem a enzima transcriptase reversa (RT). A primeira classe de inibidores da RT é a dos análogos de nucleósidos, como o AZT, ddI, ddC e d4T. Estes compostos dideoxídicos não possuem o 3'-hidroxi, provocando a terminação da cadeia de ADN quando são incorporados na cadeia de ADN em crescimento. A segunda classe de inibidores é a dos inibidores não nucleósidos (INN); sabe-se que estes inibidores se ligam a uma bolsa afastada do local ativo da polimerase e pensa-se que provocam uma alteração conformacional do local ativo da enzima, inibindo assim a sua ação.

Atualmente, existem três inibidores não nucleósidos da transcriptase reversa (nevirapina, delavirdina e efavirenz) para o tratamento da SIDA.

Outro passo crítico no ciclo de vida do VIH é a clivagem proteolítica dos precursores polipeptídicos em enzimas maduras e proteínas estruturais catalisadas pela PR do VIH. Foi demonstrado que as partículas virais imaturas que contêm protease cataliticamente inativa não podem sofrer maturação para uma forma infecciosa. A necessidade desta enzima no ciclo de vida do vírus torna-a um alvo promissor para a terapia da infeção pelo VIH.

## II. Estrutura da protease do VIH

Navia et al., dos laboratórios Merck, foram o primeiro grupo a obter uma estrutura cristalina da HIV PR (40); uma estrutura mais exacta foi posteriormente apresentada por Kent e colaboradores (41). A HIV PR é uma aspartil protease de 99 aminoácidos que funciona como um homodímero com apenas um sítio ativo, que é C2-simétrico na forma livre. Até à data, foram comunicadas mais de 140 estruturas da PR do VIH-1, dos seus mutantes e de enzimas complexadas com vários inibidores. Foi criada no Instituto Nacional do Cancro (http://www-fbsc.ncifcrf. gov/HIVdb/) uma base de dados dedicada a fornecer informações estruturais sobre a PR do VIH. O homodímero da enzima complexado com TL-3 (42) é apresentado na Fig. 1 (PDB ID: 3TLH).

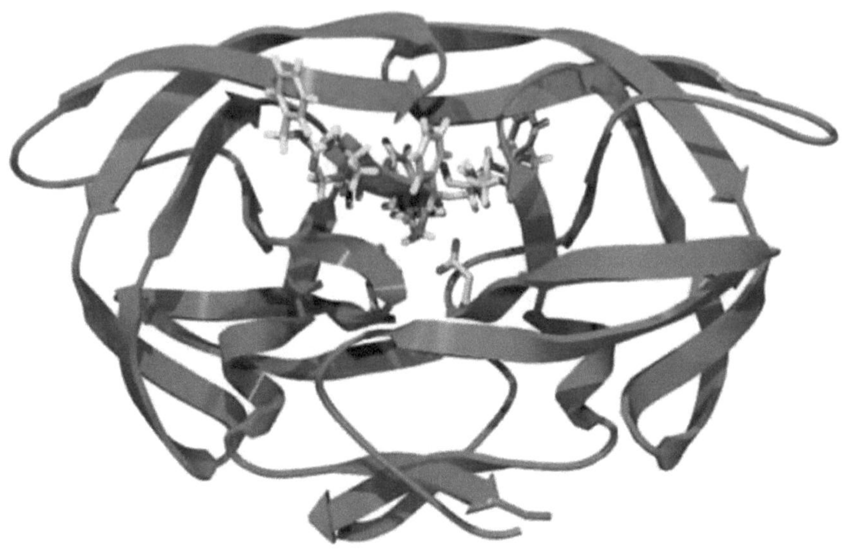

Figura 1: Estrutura do HIV PR complexado com TL-3 (PDB: 3TLH)

Cada monómero contém uma região de folha β estendida (uma ansa rica em glicina) conhecida como aba, que constitui em parte o local de ligação ao substrato e desempenha um papel importante na ligação do substrato, e um dos dois resíduos aspártilicos essenciais, Asp-25 e Asp-25', que se encontram na parte inferior da cavidade. O substrato liga-se na sua conformação estendida, na qual as suas interações com as diferentes cadeias laterais de aminoácidos determinam a especificidade da enzima. De acordo com a nomenclatura padrão (Fig. 2), os subsítios S1 e S'1 (S2 e S'2, etc.) são estruturalmente equivalentes.

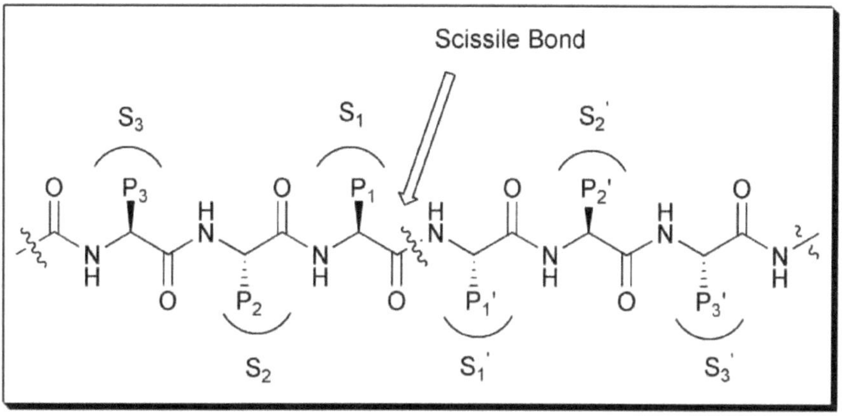

Figura 2: Nomenclatura padrão Pi... Pn, Pi'... Pn' é utilizada para designar os resíduos de aminoácidos dos substratos peptídicos. Os sítios de ligação correspondentes na protease são referidos como S1. Sn, S1'. Sn'.

Os dois subsítios S1 são muito hidrofóbicos, os subsítios S2 são maioritariamente hidrofóbicos, exceto Asp-29, Asp-29', Asp-30 e Asp-30'. Os subsítios S3 são adjacentes aos subsítios S1 e são também maioritariamente hidrofóbicos.

### 1.3.3 *O problema da resistência aos medicamentos*

Embora existam seis inibidores da PR contra o VIH e muitos outros medicamentos contra a transcriptase inversa disponíveis no mercado, a sua eficácia tem sido dificultada pelo aparecimento de mutantes resistentes aos medicamentos e de mutantes com resistência cruzada, o que faz com que a SIDA não tenha uma cura definitiva. A elevada taxa de replicação do vírus

(10 -$10^{89}$ viriões/dia) e a elevada taxa de erro da transcriptase reversa do VIH (cerca de 1 em 10 000 bases) estão na origem da rápida mutação e da seleção de vírus resistentes aos medicamentos [J. M. Coffin citado em (43)]. Até à data, de acordo com a base de dados de sequências da transcriptase reversa e da protease do VIH de Stanford, foram comunicados 1929 isolados de doentes que apresentam mutações da protease induzidas por medicamentos. A compreensão do mecanismo e da base estrutural da resistência à luz da estrutura atómica tridimensional desta enzima foi

revista.

Atualmente, não existe uma estratégia geral para resolver o problema da resistência aos medicamentos. Estudos de modelização no laboratório mostraram que as mutações que conduzem à resistência aos medicamentos afectam o local de ligação hidrofóbico que interage com os grupos P3/P3' e P1/P1' dos inibidores, reduzindo a região de ligação S3 (44). Assim, os inibidores com um grande grupo P3 deixam de poder ligar-se à enzima mutada, desenvolvendo-se a resistência aos medicamentos. Verificámos também que pelo menos seis resíduos mutados na PR do VIH-1 que causam resistência aos medicamentos (K20I, V32I, I50V, N88D, L90M, Q92K) se encontram nos resíduos nativos estruturalmente alinhados da PR do FIV (protease do vírus da imunodeficiência felina), que é também uma protease aspártica homodimérica simétrica C2 (Fig. 3) e tem um mecanismo de catálise idêntico. A comparação das estruturas das proteases do FIV e do VIH-1 e dos mutantes resistentes aos medicamentos da PR do VIH revela ainda uma semelhança entre a PR do FIV e a PR do VIH resistente aos medicamentos. O sítio ativo da PR do FIV é mais extenso e contém um subsítio S3 mais pequeno, uma caraterística de muitas proteases do VIH resistentes aos medicamentos. (45)

As observações acima sugeriram que a PR do FIV pode servir de modelo para a resistência aos medicamentos. De facto, num estudo para investigar a especificidade da interação P -$S_{33}$ , verificou-se que os inibidores sem um grupo $P^3$ ou um pequeno grupo P3 não só apresentam uma forte inibição contra a protease do VIH de tipo selvagem, como também são eficazes contra a protease do FIV e vários mutantes da protease do VIH resistentes aos medicamentos. Um desses inibidores é o TL-3 (Fig. 3), que foi ativo em cultura celular com $IC_{50}$ de 0,1, 0,4 e 0,9 μM para o tipo selvagem, os mutantes I84V e F84V, respetivamente, e não foi observada qualquer resistência durante um período de 6 meses (43).

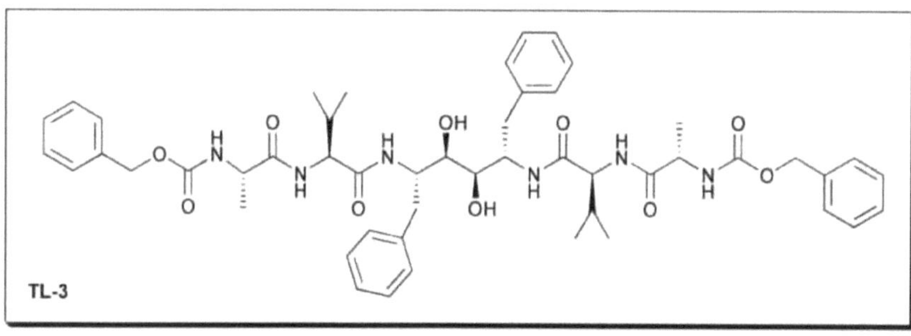


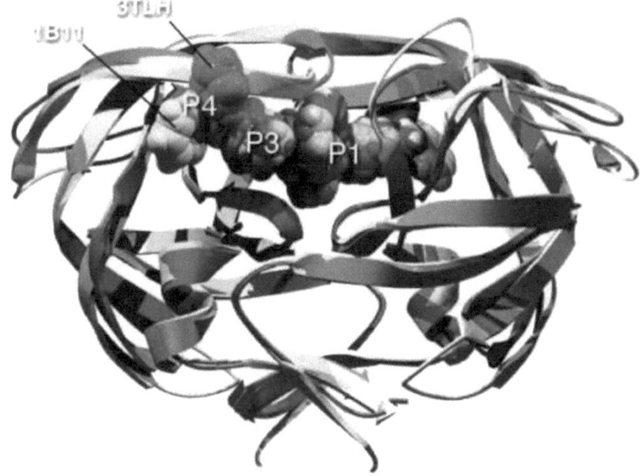


Figura 3: Uma sobreposição de PR do FIV (1B11) e PR do VIH (3 TLH) estruturalmente semelhantes complexadas com TL-3.

# CAPÍTULO 2

Materiais e métodos

## 2.1 **Materiais**

Os softwares listados abaixo foram utilizados nos estudos in silico:

*Ambiente Operacional Molecular (MOE 2014)*

*BIOVIA Discovery Studio Visualizer v16.1.0.15350*

*AutoDock Vina*

*Excel 2016*

## 2.2 **Preparação de proteínas e ligandos (Metodologia)**

### 2.2.1 *Recolha da estrutura 3D do complexo proteína-alvo-ligando*

A estrutura cristalina de raios X da protease do VIH-1 com o seu inibidor co-cristalizado, [3- [1-(4-Bromofenil) Isobutil] - 4-Hidroxicumarina (U095438) com o código PDB de 1UPJ, foi obtida no Protein Data Bank (www.rcsb.org) (46).

### 2.2.2 *Coleção de ligandos de teste 3D (medicamentos aprovados pela FDA)*

As estruturas 3D dos medicamentos aprovados pela FDA em 2014 (Tested Dataset), preparadas pelo Dr. L. Marsh, da Universidade de Long Island (Brooklyn), foram extraídas de uma base de dados em linha (http : //myweb .brooklyn.liu.edu/lmarsh/drug structures. html ) (47).

### 2.2.3 *Preparação de proteínas (tratamento da estrutura 3D do complexo proteína-alvo-ligando)*

A estrutura 3D da proteína-alvo-ligando foi tratada com o software MOE da seguinte forma: Uma vez que as enzimas são um dímero, o complexo foi alinhado e sobreposto utilizando o software MOE (48). No dímero, a cadeia com resíduos em falta foi eliminada, juntamente com as moléculas de água co-cristalizadas e as pequenas moléculas. O complexo proteína-ligando retido foi protonado utilizando o procedimento protonado 3D implementado no MOE. O complexo protonado foi então minimizado em termos de energia para eliminar os choques atómicos, utilizando o campo de forças Merck Molecular (MMFF94) (49) até se atingir um gradiente de 0,001 kcal/mol.

### 2.2.4 *Preparação de ligandos (Tratamento de ligandos de teste)*

As estruturas 3-D têm origem em estruturas 2-D e foram submetidas a uma curadoria bioinformática da seguinte forma: Em primeiro lugar, o US Food and Drug Administration (FDA) foi reduzida para eliminar moléculas e entidades químicas pouco susceptíveis de serem úteis na despistagem. Por exemplo, o cloreto de potássio e a cisplatina são bons medicamentos, mas problemáticos para efeitos de despistagem. Algumas duplicações, como o ácido acetil salicílico e a aspirina, foram fundidas. Alguns medicamentos aprovados são misturas de outros medicamentos, pelo que foram eliminados. Algumas moléculas não foram convertidas e podem ter erros ou ambiguidades nas definições 2-D. As estruturas foram minimizadas em termos de energia com um campo de forças. Os contra-íons foram removidos. Por exemplo, a entrada do brometo de ipratrópio foi editada para remover o átomo de bromo. A protonação não foi alterada (41).

## 2.3 **Validação do procedimento de docking e docking com MOE**

### 2.3.1 Validação do procedimento de acoplamento com MOE

A validação de docking foi efectuada para identificar os melhores parâmetros de docking que reproduzem as conformações do ligando determinadas experimentalmente dentro da bolsa de ligação. Foram selecionadas dez pontuações de acoplamento independentes. Ao alterar as dimensões da grelha no MMFF94x, foram geradas diferentes conformações do ligando com diferentes valores de desvios da raiz quadrada média (RMSD). O método de validação RMSD considera um protocolo de acoplamento correto se obtiver uma pose que se desvie da pose cristalográfica de raios X em menos ou igual a 2 Â.

### 2.3.2 Procedimento de ancoragem e pontuação com MOE

O ligando co-cristalizado foi removido da proteína e os ligandos previamente preparados (todos os medicamentos aprovados pela FDA) foram acoplados ao local de ligação da proteína em três fases principais: Análise conformacional, colocação dos ligandos nos locais de ligação à proteína e pontuação das conformações proteína-ligando (50). A pontuação foi efectuada utilizando London dG- uma função de pontuação implementada no MOE. A função de pontuação London dG estima a energia livre de uma determinada pose a partir da soma de cada um dos seguintes termos: ganho/perda médio de entropia rotacional/translacional, energia devida à perda de flexibilidade do ligando, energias de ligação H, energia devida à ligação de metais e energia de dessolvatação dos átomos.

As dimensões da grelha que produzem as conformações do ligando mais próximas das poses experimentais foram posteriormente utilizadas para a acoplagem dos fármacos aprovados pela FDA ao local de ligação, efectuando cinco execuções independentes. O resultado do acoplamento London dG de todos os fármacos aprovados pela FDA foi guardado em formato .sdf e importado para o Maestro e depois exportado para uma folha de Excel.

## 2.4 **Validação do procedimento de docagem e docagem com o AutoDock Vina**

### 2.4.1 Validação do procedimento de acoplamento com o AutoDock Vina

O AutoDock Vina foi utilizado para efetuar cálculos de acoplamento. Os ligandos em .pdb foram primeiro convertidos para o formato .pbqt, pelo que o protocolo de acoplamento foi validado calculando a raiz do desvio quadrático médio do ligando acoplado em relação ao ligando cristalizado por raios X. A interface gráfica do utilizador AutoDock Vina foi também utilizada para preparar os ficheiros de parâmetros da grelha (.gpf) e de acoplamento (.dpf). A caixa de grelha obtida utilizando os pontos nos eixos X, Y e Z foi centrada na macromolécula e restringida à bolsa de ligação do alvo, sendo depois guardada no formato de ficheiro .gpf. As experiências de acoplamento foram efectuadas utilizando a interface de acoplamento AutoDock vina, imputando os comandos apropriados. A análise da conformação de ligação foi efectuada utilizando a função de pontuação, baseada na energia livre de ligação.

### 2.4.2 Acoplamento com AutoDock Vina

Após a validação do protocolo de docagem molecular e da previsibilidade da pontuação com ligandos co-cristalizados (controlo positivo), foi efectuada uma triagem virtual (docagem) dos ligandos ou fármacos de teste que passaram a docagem com o MOE contra a HIV-1 Protease (1UPJ) utilizando o AutoDock Vina, docando os fármacos ou ligandos de teste para o local de ligação do ligando nativo co-cristalizado, utilizando os parâmetros de docagem obtidos na fase de validação.

## 2.5 **Observação do padrão do modo de encadernação**

O software BIOVIA Discovery Studio Visualizer v16.1.0.15350 foi utilizado para observar os padrões de ligação previstos no AutoDock Vina dos ligandos ou fármacos testados e o local de ligação da proteína alvo (HIV-1 Protease).

# CAPÍTULO 3

RESULTADOS

## 3.1 Validação do protocolo de ancoragem

### 3.1.1 *Protocolo de acoplamento MOE*

| RMSD do ligando nativo (U095438) | 1.5319 A |
|---|---|
| Energia livre de ligação do ligando nativo (U095438) | -12,0589 kcal/mol |

| **Objetivo (código PDB)** | **Origem** | | | **Raio** | | |
|---|---|---|---|---|---|---|
| | X | Y | Z | X | Y | Z |
| (1UPJ) | 10.376 | 16.6856 | 11.46 | 6.4389 | 5.2777 | 8.384 |

*Tabela 3: Valores do protocolo de acoplamento MOE*

### 3.1.2 *Protocolo de acoplamento AutoDock*

| RMSD do ligando nativo (U095438) | 1.211 A |
|---|---|
| Energia livre de ligação do ligando nativo (U095438) | -4,11 Kcal/mol |

| **Objetivo (código PDB)** | **Pontos de grelha** | | | **Caixa de grelha central** | | |
|---|---|---|---|---|---|---|
| | X | Y | Z | X | Y | Z |
| (1UPJ) | 20 | 14 | 24 | 9.192 | 17.258 | 11.652 |

*Tabela 4: Valores do protocolo de acoplamento AutoDock*

## 3.2 Resultados do acoplamento

### 3.2.1 *Resultado do acoplamento MOE*

Energia livre de ligação do ligando nativo (U095438): **-12,0589 kcal/mol**

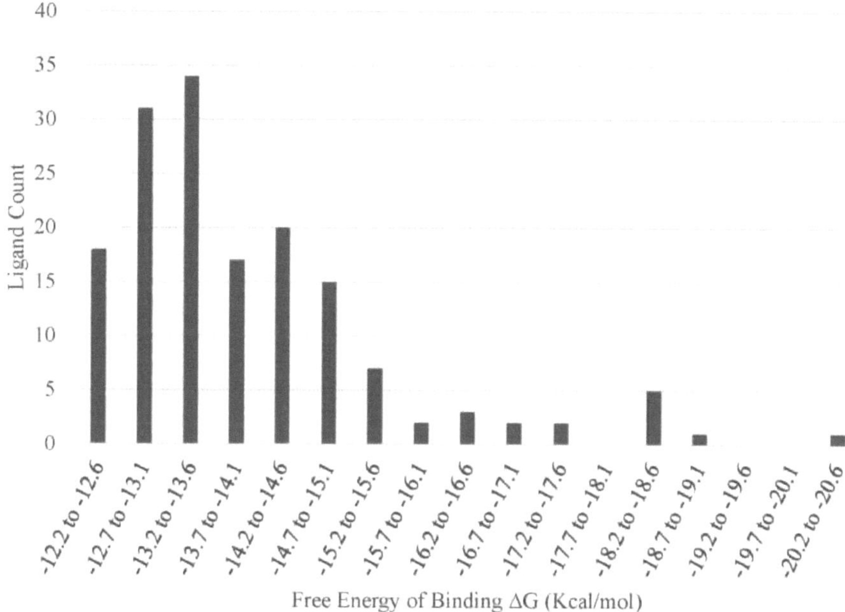


*Figura 4: Gráfico de barras com os resultados do MOE Docking*

### 3.2.2 *AutoDock Vina Docking Resultado*

Energia livre de ligação do ligando nativo (U095438): **-7,8 Kcal/mol**

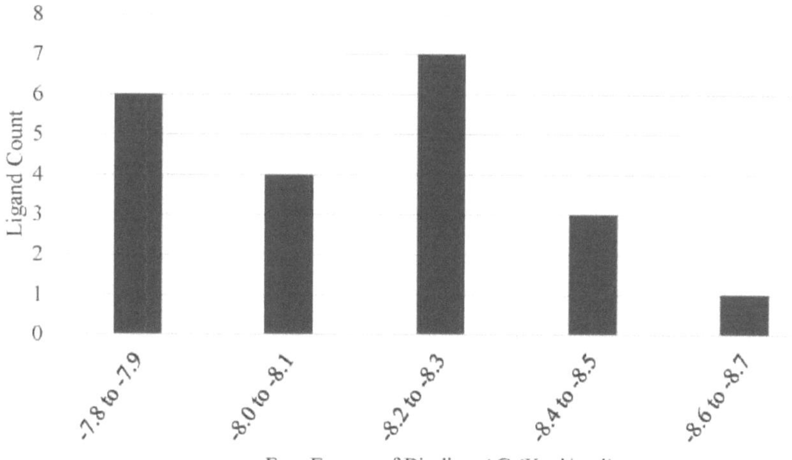

*Figura 5: Gráfico de barras que mostra os resultados de docking dos compostos de ensaio contra a proteína-alvo do medicamento (1UPJ)*

## 3.3 **Representações estruturais**

### 3.3.1 *Estruturas dos compostos de teste com melhor pontuação (ligandos)*

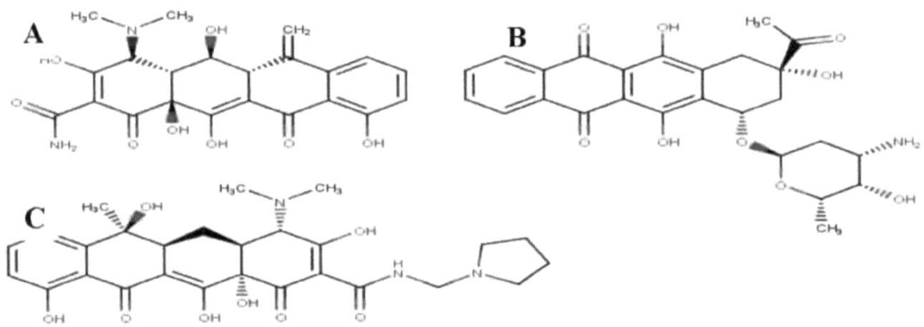


*Figura 6: Estruturas 2D dos compostos de teste com melhor pontuação (ligandos): **(A)*** Metaciclina***, (B)*** Idarubicina e (***C)*** Rolitetraciclina.

### 3.3.2 *Teste de docking de fármacos ou ligandos contra a proteína alvo (protease do VIH-1)*

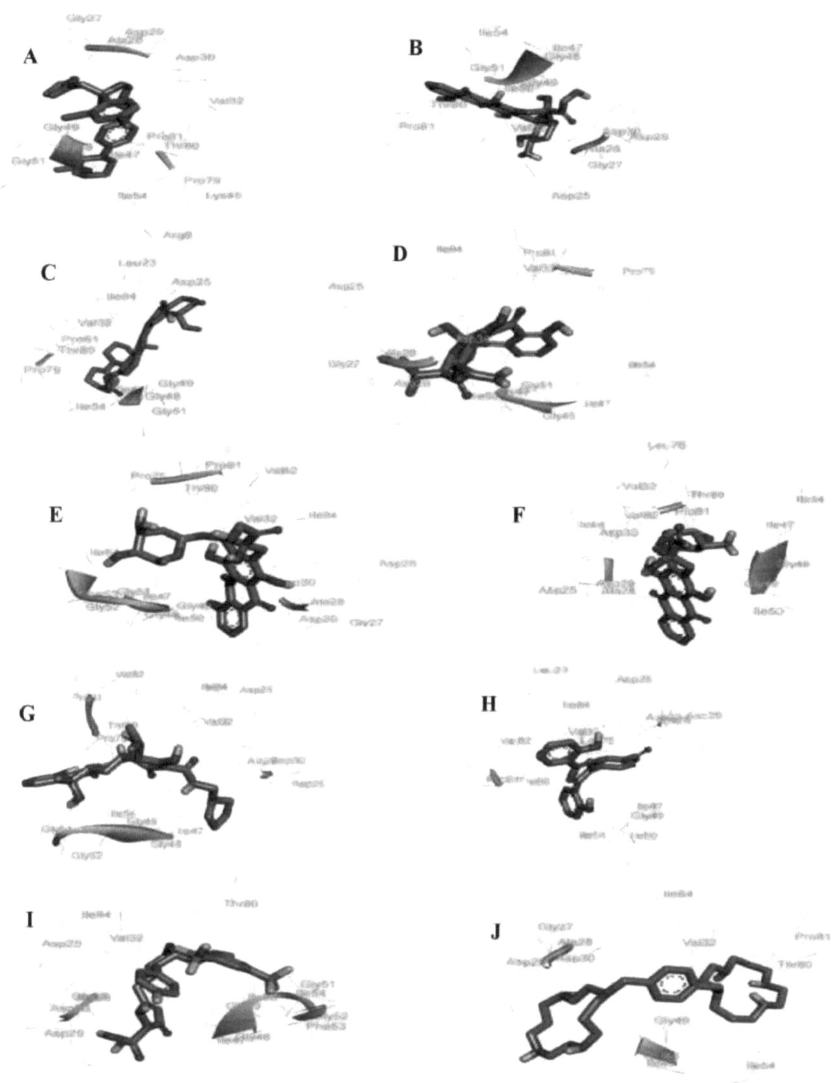


Figura 7: Poses de ligação previstas pelo AutoDock 4 para os fármacos de ensaio (**A**) Terconazol (ligando 131), (**B**) Epirrubicina (ligando 299), (**C**) Irinotecano (ligando 576), (**D**) Metaciclina (ligando 733), (**E**) Doxorrubicina (ligando 796), (**F**) Idarubicina (ligando 958), (**G**) Rolitetraciclina (ligando 1050), (**H**) Deferasirox (ligando 1172), (**I**) Fosaprepitant (ligando 1301) e (**J**) Plerixafor (ligando 1320) contra os locais de ligação

da protease do VIH-1.

3.3.3 *Estrutura 3D do complexo de protease do VIH-1 estudado com ligando nativo*

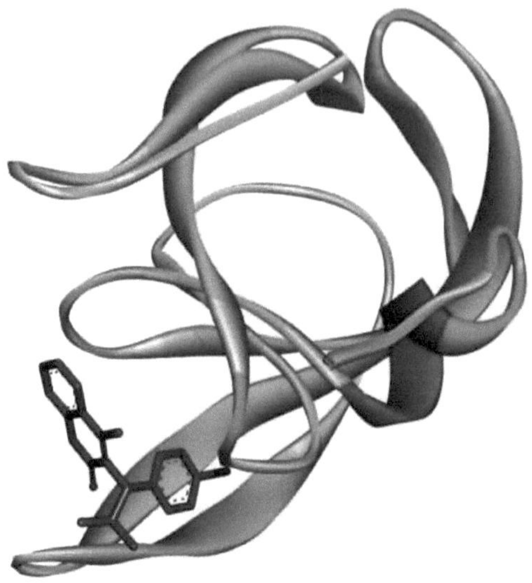

Figura 8: Estrutura 3D do complexo da protease do VIH-1 estudado com [3- [1-(4-Bromofenil) Isobutil] - 4-Hidroxicumarina (U095438)

# CAPÍTULO 4

Discussão e conclusão

## 4.1 **Discussão**

### 4.1.1 *Análise de Docagem Molecular*

O potencial anti-viral dos ligandos (fármacos) da base de dados foi avaliado através da ligação de cada um deles à HIV-1 Protease. A HIV-1 Protease (código PDB-1UPJ), descrita por Wong et al, catalisa a clivagem proteolítica dos precursores polipeptídicos em enzimas maduras e proteínas estruturais catalisadas (43). Foi demonstrado que as partículas virais imaturas que contêm protease cataliticamente inativa não podem sofrer maturação para uma forma infecciosa. A necessidade desta enzima no ciclo de vida do vírus torna-a um alvo promissor para a terapia da infeção pelo VIH.

### 4.1.2 *Validação de docagem*

Para validar o protocolo de acoplamento adotado neste estudo, o ligando co-cristalizado foi acoplado ao sítio ativo da proteína utilizando o AutoDock4. O ligando co-cristalizado é um inibidor conhecido. A partir do complexo proteína-ligante selecionado (Figura 2 Estrutura 3D do complexo da protease do VIH-1 estudado com [3-[1-(4- Bromofenil) Isobutil] - 4-Hidroxicumarina (U095438)], o ligante nativo foi recuperado e reposicionado no local de ligação da proteína alvo. Os parâmetros para os centróides e as dimensões das caixas de grelha retidas utilizadas para a acoplagem, após vários ensaios de acoplagem, são apresentados nos Quadros 3 e 4.

As poses de docagem previstas apresentaram um desvio quadrático médio (RMSD) inferior a 2Â. Este método de docking/scoring (AutoDock4) pode, portanto, ser considerado eficiente, sendo capaz de reproduzir as orientações experimentais de ligação dos ligandos nativos até uma média de <2,0 Â RMSD.

Após a validação da abordagem de acoplamento molecular e da previsibilidade da pontuação com o ligando co-cristalizado (controlo positivo), foi realizado um rastreio virtual (acoplamento) dos compostos de teste contra a Protease do HIV-1 utilizando o

AutoDock 4. A fase de acoplamento envolveu o alvo proteico e dez compostos de teste que foram acoplados ao local de ligação do ligando co-cristalizado utilizando os métodos, os centróides das caixas de grelha e as dimensões obtidas na fase de validação do acoplamento.

## Modo de ligação Interação

As melhores conformações acopladas dos três compostos ou ligandos com melhor pontuação e com as melhores poses de ligação são Ligando 733 (Methacycline): ΔG= -8,4 Kcal/mol, Ligando 958 (Idarubicina): ΔG= -8,5 Kcal/mol e Ligando 1050 (Rolitetraciclina): ΔG= -8,4 Kcal/mol.

A natureza dos resíduos que circundam o local ativo da proteína parece favorecer mais interações com moléculas que possuem moléculas que podem formar facilmente ligações de hidrogénio. As melhores conformações ancoradas dos três compostos mais bem pontuados de acordo com o método de pontuação London dG sugerem que as moléculas com moléculas lipofílicas numa extremidade e hidrofóbicas noutra extremidade são necessárias para uma interação máxima com os resíduos do sítio de ligação da protease do HIV-1 (código PDB= 1UPJ).

A melhor conformação do Ligando 733 (Metaciclina) mostrou que formava uma ligação de hidrogénio com o NH de Asp30 e Asp29. Aparentemente, o composto aumentou a sua afinidade para a proteína fazendo uma ligação de hidrogénio extra com o grupo carboxilato de Asp25 e o grupo hidroxilo de Thr80. Formou uma ligação C-H com Asp25 e Pro81 e uma ligação hidrofóbica com Ile50.

O ligando 958 (Idarubicina) mostrou que formava uma ligação de hidrogénio com o grupo hidroxilo de Thr80, o grupo carboxilato de Gly48 e o grupo NH de Asp30. Também estabeleceu ligações hidrofóbicas com Ala 28, Ile84, Pro81 e Val82. Formou também uma interação π-sigma com o Ile50.

O ligando 1050 (Rolitetraciclina) formou uma ligação de hidrogénio com o grupo carboxilato de Asp25, o grupo hidroxilo de Thr80, o grupo carboxilato de Pro79 e o grupo NH de Ile50. Estabeleceu também uma ligação C-H com Gly48 e uma interação hidrofóbica com Ile47 e Pro80.

A metaciclina e a idarubicina comunicam com o 1UPJ através de uma ligação de hidrogénio com o grupo NH do Asp30. As poses destes compostos mostraram que os três comunicavam com o 1UPJ através de uma ligação de hidrogénio com o grupo hidroxilo (OH) do Thr80. Este modo de ligação indica que a interação com este único resíduo (Thr80) é importante para a inibição da atividade desta enzima.

Aparentemente, a estrutura da Idarubicina (Ligando 958) permitiu-lhe acomodar-se melhor no lado interior da bolsa hidrofóbica, o que poderá ter explicado a sua maior afinidade para a 1UPJ, segundo o método London dG. A interação π-sigma observada do anel benzénico central da idarubicina com o Ile50 sugere a sua importância para a afinidade com o alvo proteico.

## 4.2 **Conclusão**

Este estudo mostra que os seguintes compostos - Idarubicina, Metaciclina e Rolitetraciclina - demonstraram todos uma boa atividade antirretroviral *in silico*. Revelaram efeitos promissores e interessantes, sendo necessários mais estudos para estabelecer a segurança dos ligandos (fármacos).

## 4.3 **Recomendação**

O potencial para a reorientação de um medicamento pode vir dos investigadores num laboratório, mas muitas vezes vem daqueles que estão na linha da frente. Os médicos que trabalham com os seus doentes fazem frequentemente experiências com diferentes medicamentos para encontrar os tratamentos mais eficazes, especialmente quando não existem tratamentos aprovados pela FDA (utilização não contemplada na rotulagem). Se se verificar que um medicamento trata eficazmente os sintomas de uma doença fora do âmbito do seu objetivo tradicional, os médicos e outros profissionais de saúde devem comunicar esta informação uns aos outros e aos investigadores que dela possam beneficiar.

## REFERÊNCIAS

1. Mullard A. (2014). Aprovações de medicamentos da FDA em 2013. *Nat Rev Drug Discov*, 13, 859.

2. Pammolli F. M. L. (2011). A crise de produtividade em P&D farmacêutico. *Nat Rev Drug Discov*, 10, 428-38.

3. Boolell M. et al (1996). Sildenafil: um inibidor da fosfodiesterase específica do GMP cíclico do tipo 5, ativo por via oral, para o tratamento da disfunção erétil peniana. *Int. J Impot Res*, 8, 47-52

4. Liu J. S. et al (2014). Avanços recentes no reposicionamento de drogas para a descoberta de novas drogas anticâncer. *Intl J Biol Sci*, 10(7), 654-663.

5. Shameer K., Readhead B., & Dudley A. J. (2015). Avanços computacionais e experimentais no reposicionamento de drogas para estratificação terapêutica acelerada. *Tópicos Correntes em Química Médica*, 15, 5-20.

6. Hidalgo C., Blumm N., Barabasi A., & Christakis N. (2009). Uma abordagem de rede dinâmica para o estudo de fenótipos humanos. *PLoS Computat. Biol*, 5(4) :e1000353.

7. Hu G., Agarwal P. (2009). Rede humana de doenças e medicamentos baseada em perfis de expressão genómica. *PloS One*, 4(8):e6536.

8. Muthyala R. (2012). Descoberta de medicamentos órfãos/raros através do reposicionamento de medicamentos. *Drug Discov. Today Therap. Strateg*, 8(3):71-76.

9. Molineris I., Ala U., Provero P., Di Cunto F. (2013). Reposicionamento de medicamentos para doenças genéticas órfãs através de Clusters de Genes Anticoexpressos Conservados (CAGCs). *BMC Bioinformatics*, 14, 288.

10. Li Y.Y., Jones S. J. (2012). Reposicionamento de medicamentos para medicina personalizada. *Genome Med*, 4(3):27.

11. Cancer Genome Atlas Research et al (2013). O projeto de análise PanCancer do Atlas do Genoma do Cancro. *Nat Gene*, 45(10):1113-1120.

12. Tobinick E. L. (2009). The value of drug repositioning in the current pharmaceutical market (O valor do reposicionamento de medicamentos no mercado farmacêutico atual). *Drug News Perspec*, 22(2): 119-125.

13. Smith R. B. (2012). Medicamentos reposicionados: integração da propriedade intelectual e estratégias regulamentares. Drug Discovery Today: *Therap. Strat*, 8(3):131-137.

14. Khanapure A., Chuki P., & De S. A. (2014). Reposicionamento de medicamentos: Medicamentos antigos para novas indicações. *Indian J Applied Res*, 464-465.

15. Ashburn T. T. (2004). Drug repositioning: identifying and developing new uses for existing drugs. *Nat rev Drug discov*, 3(8), 673-683.

16. Croset S. C. (2014). Uma tese: Reposicionamento de medicamentos e descoberta de indicações usando lógicas de descrição. *Univ Cambridge.*

17. Barratt M. J. (2012). Reposicionamento de medicamentos: Bringing new life to shelved assets and existing drugs. *Wiley.com.*

18. Corbett A., Williams G., Ballard C. (2013). Reposicionamento de medicamentos: uma oportunidade para desenvolver novos tratamentos para a doença de Alzheimer. *Pharmaceuticals*, 6:1304-21.

19. Design de medicamentos in silico. (2017). Recuperado de Supercomputing Facility for Bioinformatics & Computational Biology, IIT Delhi: http://www.scfbio-iitd.res.in/tutorial/drugdesign.htm

20. Kaczanowski S., Zielenkiewicz P. (2010). Porque é que sequências de proteínas semelhantes codificam estruturas tridimensionais semelhantes. *Contas de Química Teórica*, 125:543-50.

21. Marti M. et al (2000). Modelação comparativa da estrutura proteica de genes e genomas. *Annu Rev Biophys Biomol Struct*, 29: 291-325.

22. Soloman A. K. (2008). Molecular modelling and drug design. 2nd edition (Chennai), MB publisher.

23. Walters W. P., Stahl MT., Murcko MA. (1998). Triagem virtual - uma visão geral. *Drug Discov Today*, 3 (4): 160-178.

24. Kovesdi I et al (1999). Aplicação de redes neurais nas relações estrutura-atividade. *Med Res Rev*, 19:249.

25. Suh M., Park S., Jee H. (2002). Comparação de métodos QSAR (CoMFA, CoMSIA, HQSAR) de derivados anticancerígenos 1-N-substituídos de imidazoquinolina-4,9-diona. Bull. *Korean Chem Soc*, 23: 417-422.

26. Cramer R. D., Patterson D. E., Bunce J. D. (1988). Análise molecular comparativa de campo (CoMFA). 1. Efeito da forma na ligação de esteróides a proteínas transportadoras. *J Am Chem Soc*, 110: 5959-5967.

27. Malinowski E. R., Howery D. G. (1988). Fator Analysis in Chemistry; Wiley: New York.

28. Kurogi Y., Guner O. F. (2001). Modelação de farmacóforos e pesquisa de bases de dados tridimensionais para a conceção de medicamentos utilizando catalisadores. *Curr Med Chem*, 8:1035-1055.

29. Meyer E. F., Swanson S. M., Williams J. A. (2000). Molecular Modeling and drug design. *Pharmaco Ther*, 85:113-121.

30. Bleicher K. H., Bohm H. J., Muller K., Alanine A. I. (2003). Hit and lead generation: Beyond high-throughput screening. *Nat Rev Drug Discov*, 2(5): 369378.

31. Go N., Scherga H. A. (1970). Fechamento de anéis e deformações conformacionais locais de moléculas em cadeia. *Macromolecules*, 3(2).178-187.

32. Allen M. P., Tildesley D. J. (1989). Computer Simulation of Liquids, *Oxford Sci Pub, Oxford, UK*, 385.

33. Tuckerman M. E., Martyna G. J. (2000). Compreender a dinâmica molecular moderna: Techniques and Applications. *J Phys Chem B*, 104: 159-178.

34. Prada-Graciaa D., Huerta-Yépezb S., & Moreno-Vargas L. M. (2016). Aplicação de métodos computacionais para descoberta, design e otimização de drogas anticâncer.

*Bol Med Hosp Infant Mex*, 73(6), 411-423.

35. D. B et al (2004). Docking and scoring in virtual screening for drug discovery: methods and applications. *Nat Rev Drug Discov*, 3, 935-49.

36. Gohlke H. K. G. (2002). Abordagens para a descrição e previsão da afinidade de ligação de ligandos de pequenas moléculas a receptores macromoleculares. *Angew Chem Int Ed Engl*, 41:2644-76.

37. Leach A. R. (2006). Previsão das interações proteína-ligante. Docking and scoring: successes and gaps. *J Med Chem*, 49:5851-5.

38. Doman T. N., McGovern S. L. et al (2002). "Docagem molecular e triagem de alto rendimento para novos inibidores da proteína tirosina fosfatase-1B". *J Med Chem,* 45(11): 2213-2221.

39. Reeves J., & Doms R. (2002). Vírus da Imunodeficiência Humana Tipo 2. *J. Gen. Virol*, 83, 1253-1265

40. Navia M. A., Fitzgerald M. D., Mckeever B. M., Leu C. T., Heimbach J. C., Herber W. K., Spronger P. L. (1989). *Nature*. 615, 337.

41. Wlodawer A., Miller M., Jaskolski M., Sathyanarayana B. K., Baldwin, E., Weber, I. T., Kent J. S. (1989). *Science*. 245, 616.

42. Lee T., Laco G. S., Torbett B. E., Fox H. S., Lerner D. L., & Wong J. H. (1998). EUA: *Proc Natl Acad Sci*, 95, 939.

43. Wong A. B., & Chi-Huey. (2003). HIV-1 protease: mecanismo e descoberta de medicamentos. *Org Biomol Chem*, 1, 5-14.

44. Slee D. H. et al (1995). *Am Chem Soc*, 117, 11867.

45. Li M. et al (2000). *Proteínas: Struct Funct Genet*, 29.

46. Berman H., Westbrook J., Feng Z., Gilliland G., Bhat T., Weissig H., Bourne P. (2000). O banco de dados de proteínas. *Nucleic Acid Res,* 28, 235-342.

47. Lorraine Marsh. (2017, 7 de abril). Base de dados de estruturas 3-D para medicamentos aprovados pela FDA (formatos MOL2, PDB, PDBQT) para

acoplamento e triagem virtual. Recuperado deUniversidade de Brooklyn: http://myweb.brooklyn.liu.edu/lmarsh/drug_structures.html

48. Grupo de Computação Química. (2000). Software Molecular Operating Environment (MOE).

49. Halgren T. (1996). Campo de força molecular Merck. Journal of Computational Chemistry, 17, 490-641.

50. Ibezim A., Debnath B., Ntie-kang F., & Nwodo N. J. (2017). Ligação de produtos naturais antitrypanosoma da flora africana contra alvos de drogas selecionados: um estudo de acoplamento. *Med Chem Res,* 26(3), 562-579.

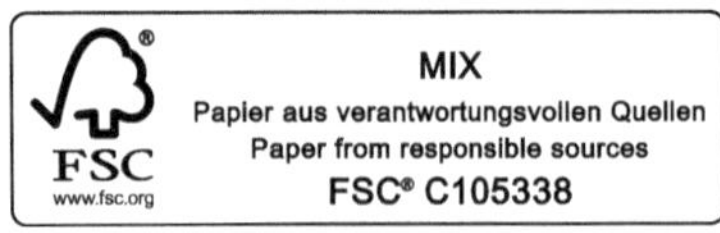


Printed by Books on Demand GmbH, Norderstedt / Germany